Germinations

Éditions Terre Nouvelle

Lucie Marcotte – auteur

www.luciemarcotte.com

info@luciemarcotte.com

Conception graphique et mise-en-page

Lucie Marcotte

Publié au Québec, 3e trimestre 2019

ISBN 9781086897876

Lucie Marcotte

Germinations

Un petit guide accessible à tous
pour apprendre à faire pousser des germinations
... et un exercice simple de préparation pour favoriser
l'harmonie , la paix intérieure et la cohérence cardiaque

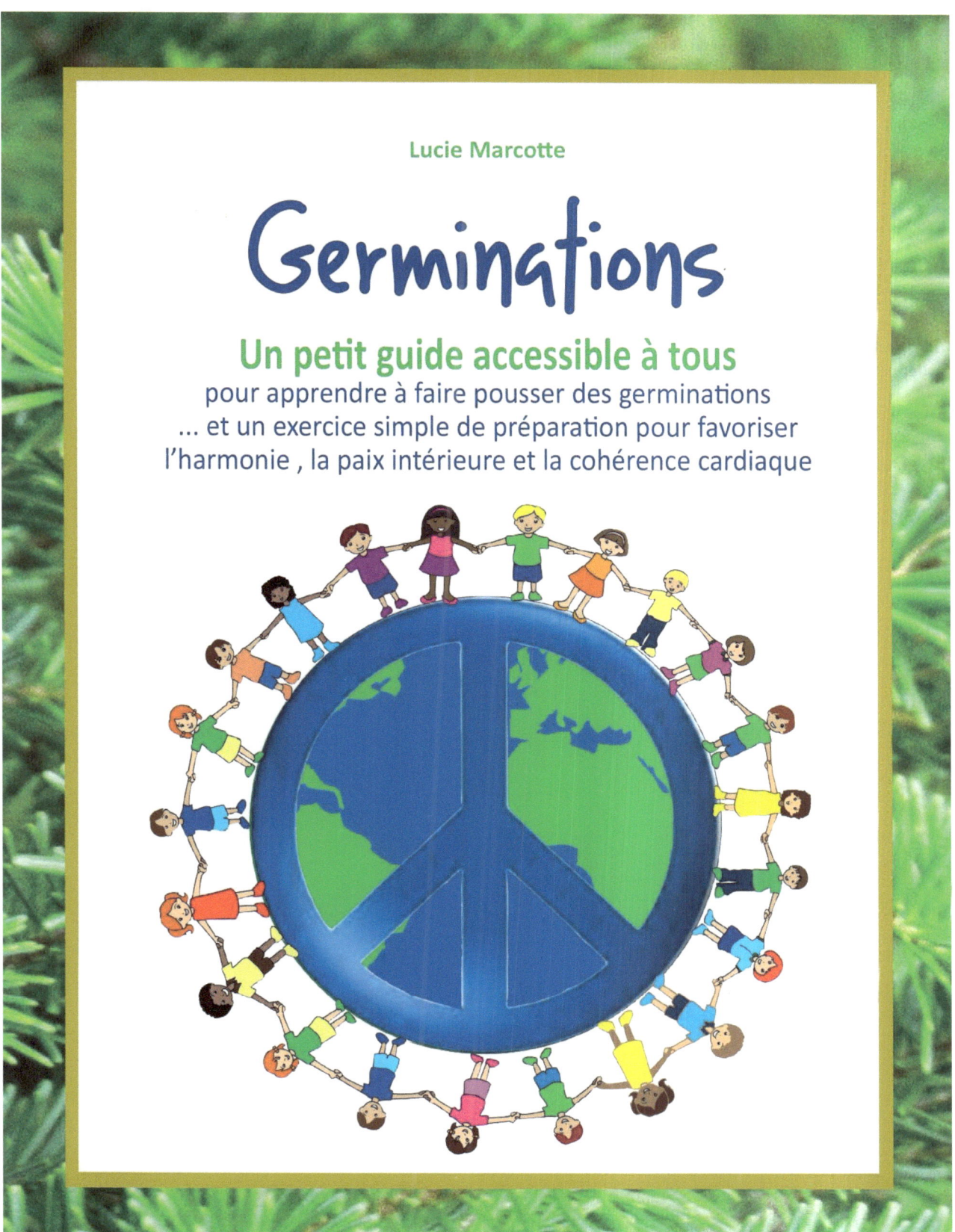

Germinations

Germinations
Table des matières

Germinations

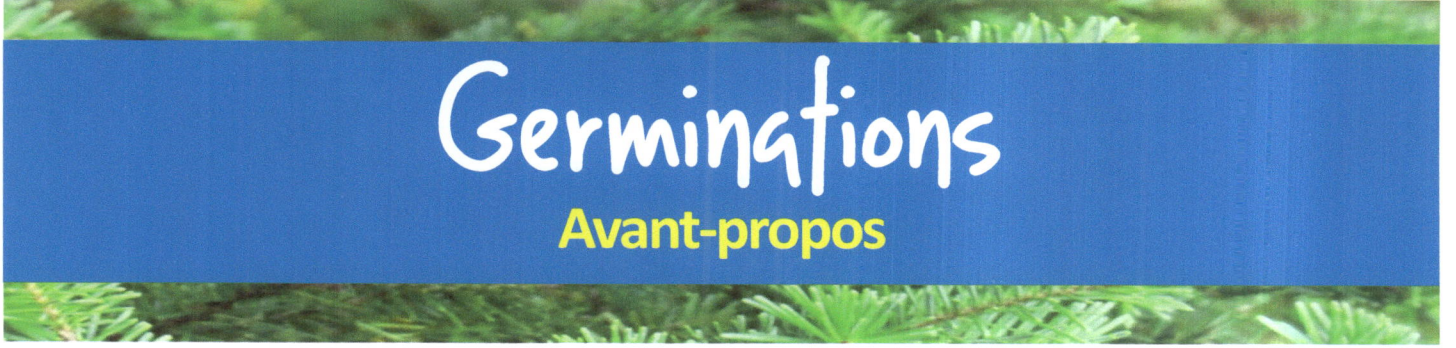

Germinations
Avant-propos

Un petit guide accessible à tous
pour apprendre à faire pousser des germinations
à la maison, à l'école ou dans d'autres contextes
et environnements.

Il contient...
• des informations sur les germinations
• les graines et le processus de germination
• la conservation des graines
• les méthodes de germination
• des graines à faire germer

ainsi que des tableaux ...
• qui synthétisent les étapes des méthodes de germination
• qui donne des détails sur 27 types de germinations qui peuvent
  être préparées avec un germoir, dans des plats ou pots de verre et
  31 types de germinations qui peuvent être préparées sur du terreau
• qui énumèrent les apports en 15 vitamines et 14 minéraux et
  oligoéléments, provenant des germinations

Merci !
Lucie Marcotte

Germinations

Germinations
Matériel requis

Préparation

1. Un espace pour s'asseoir
2. Des chaises, coussins ou tapis de sol

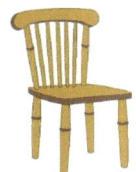

Germinations

1. Feuille de papier ou cahier de notes
2. Crayon, stylo, crayons de couleur
3. Cuillère ou tasse à mesurer
4. Contenants ou sacs pour les germinations
   + étiquettes pour les identifier + essuie-tout
5. Graines à germer bio

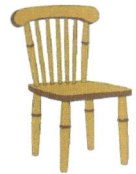

Germination dans un contenant

1. Germoir ou Bocal de vitre +
   moustiquaire en nylon *ou*
   coton à fromage + élastique

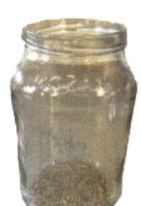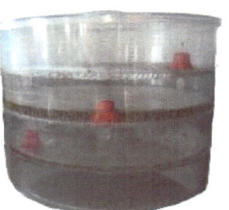

Germinations sur terreau

4. Plat + terreau bio
5. Ciseaux
6. Arrosoir *ou* Vaporisateur

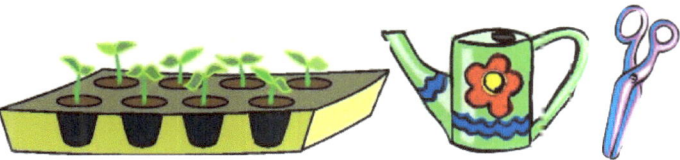

Germinations

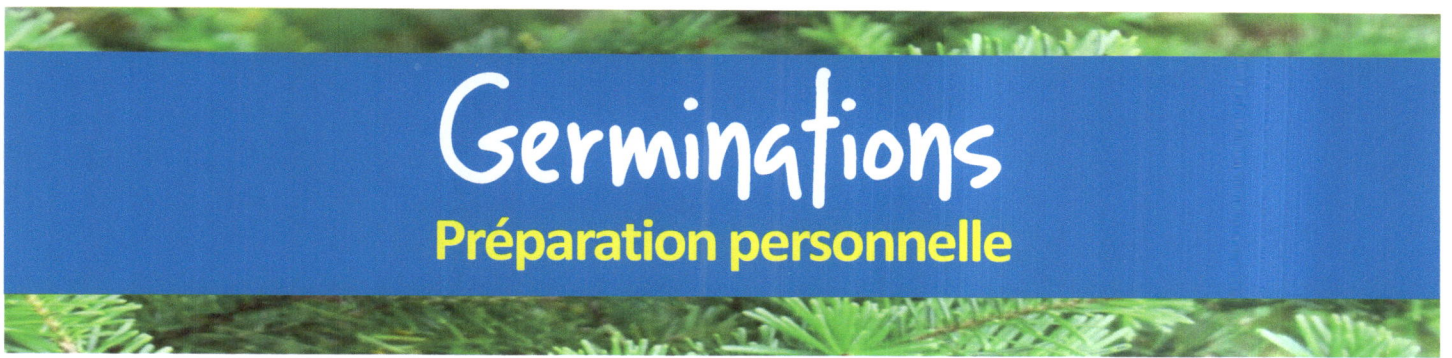

Préparation personnelle

- Respirer calmement
- Amener l'attention au niveau du coeur
- S'enraciner
- Favoriser l'état de cohérence cardiaque [1]
- Proposer une période d'écoute de la Sagesse intérieure
  (en silence ou avec une petite visualisation-méditation).

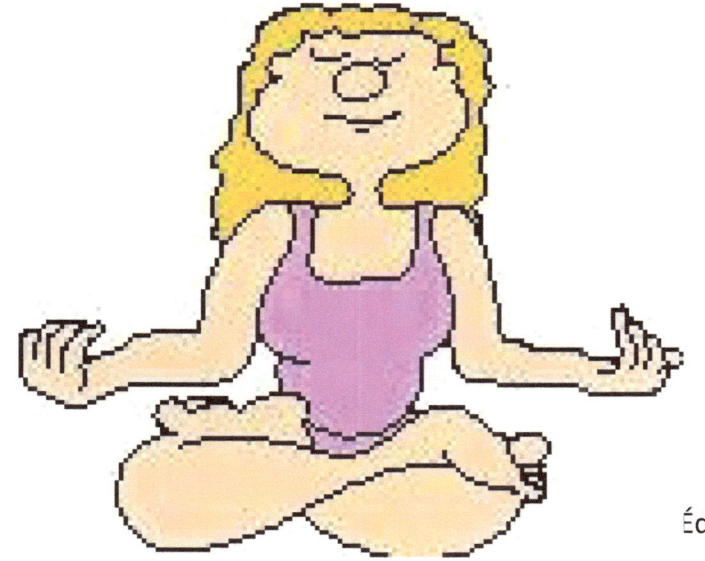

Note [1] – Exercice de cohérence cardiaque
décrit dans les pages suivantes.
Extrait du livre « Le Journal de gratitude »
Éditions Terre Nouvelle, Lucie Marcotte, 2015

Germinations
Exercice de cohérence cardiaque

Exercice de cohérence cardiaque
et être dans un état de gratitude

Cet exercice propose une approche simple
de respiration, méditation et
d'épanouissement des effets positifs
apportés par les sentiments de gratitude.

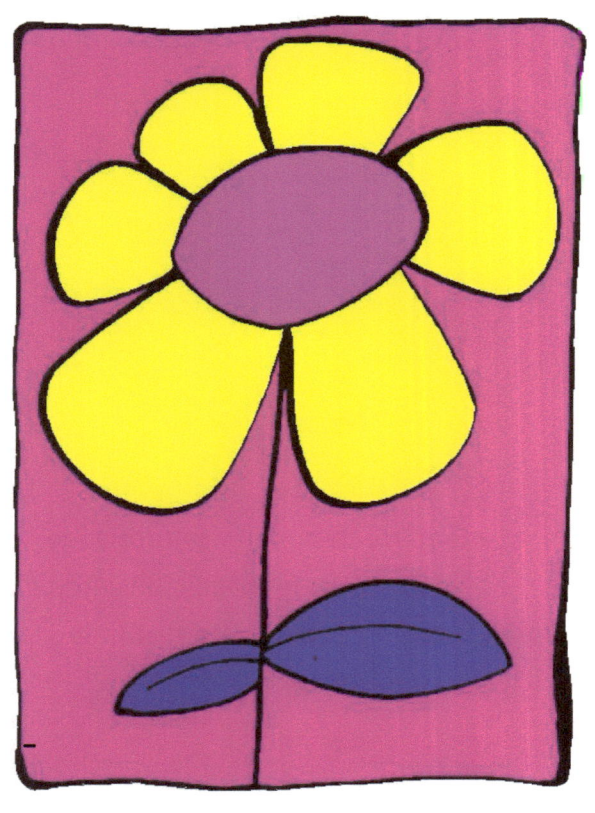

L'état de cohérence cardiaque
est initié et
maintenu
par des états de gratitude,
d'appréciation,
d'amour, de paix, de joie,
de compassion
et autres valeurs humaines
bienveillantes.

Germinations
Exercice de cohérence cardiaque

Dans l'état de cohérence cardiaque…

… les rythmes du cerveau et du cœur
    sont synchronisés

… les connexions nerveuses et
    les communications bio physico chimiques
    (par les hormones, neurotransmetteurs, etc.)
    qui relient le cœur et le cerveau
    sont harmonieuses

… le corps ne gaspille presque pas d'énergie
    parce qu'il fonctionne en harmonie.

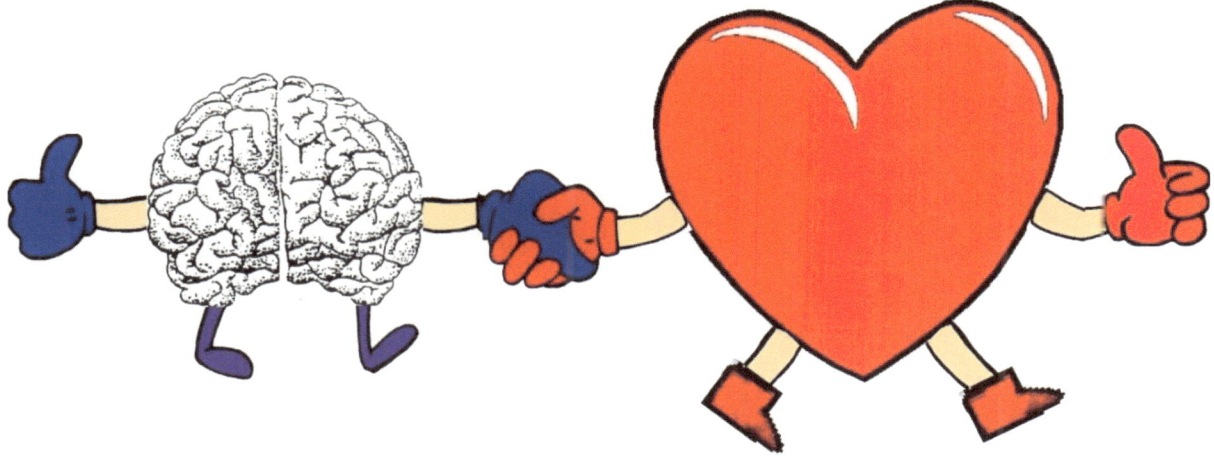

Germinations
Exercice de cohérence cardiaque

Dans l'état de cohérence cardiaque...

... le champ électromagnétique naturel du cœur s'harmonise et son rayonnement devient plus cohérent.

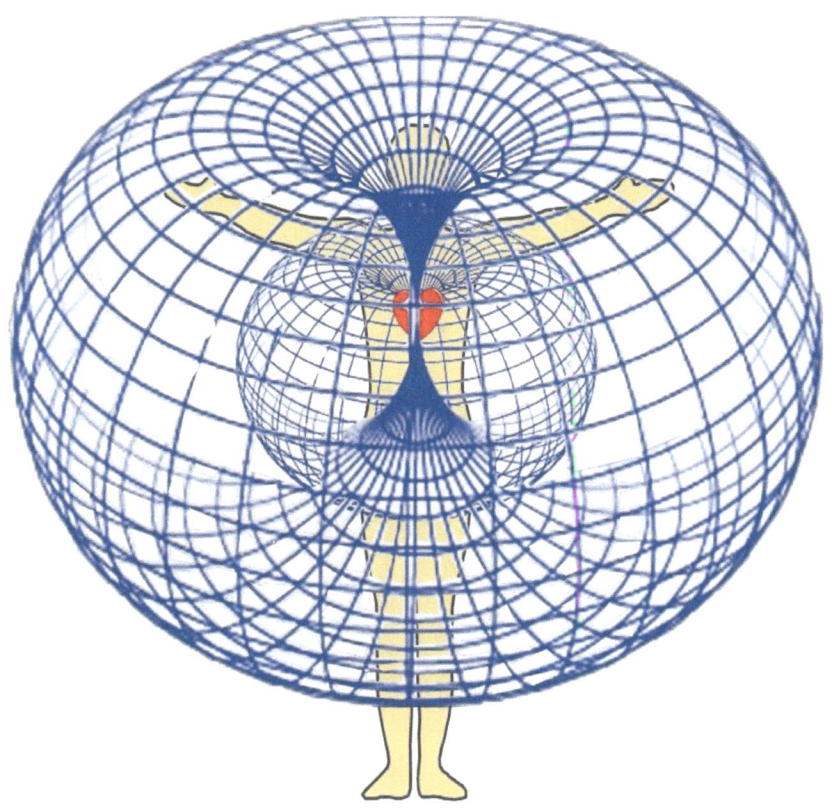

Ce rayonnement circule sous la forme d'un torus et il a une ampleur de plusieurs pieds qui varie selon nos pensées, nos états intérieurs et émotions.

Germinations
Exercice de cohérence cardiaque

Lorsque tu es dans un état de
cohérence cardiaque et de gratitude,
le rayonnement électromagnétique
naturel de ton cœur
a un impact positif et bienveillant
pour toi, autour de toi et dans ton environnement.

Et lorsque plusieurs personnes sont dans un état
de cohérence cardiaque et de gratitude,
cela a un effet positif et bienveillant
pour chaque personne,
pour les autres personnes autour d'elles,
pour l'environnement
et dans le
monde.

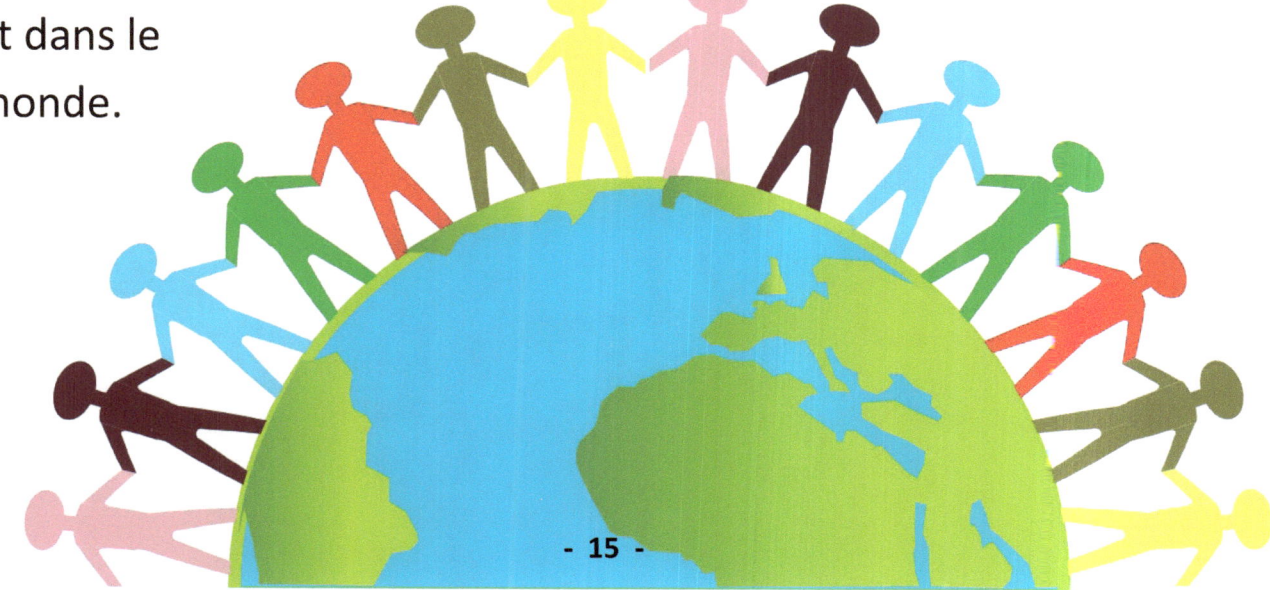

Germinations
Exercice de cohérence cardiaque

Cela favorise aussi ...

... une meilleure attention et concentration

... la maîtrise de l'énergie personnelle

... un état propice pour apprendre
   et réaliser des projets

... des états de vie positifs et bienveillants

... des états intérieurs
d'amour, de paix et de joie
de confiance en soi et en la vie
d'estime de soi
de reconnaissance de soi
et de notre
véritable identité spirituelle
de reconnaissance
de l'Amour et la Lumière
... etc.

Germinations
Exercice de cohérence cardiaque

Exercice de cohérence cardiaque et être dans un état de gratitude

Voici maintenant l'exercice...

1. Assis-toi confortablement,
   le dos bien droit
   tout en étant souple et détendu.

2. Prends trois grandes respirations profondes,
   en inspirant par le nez et
   en expirant par la bouche.

3. Amène ton attention au
   niveau de ton cœur.

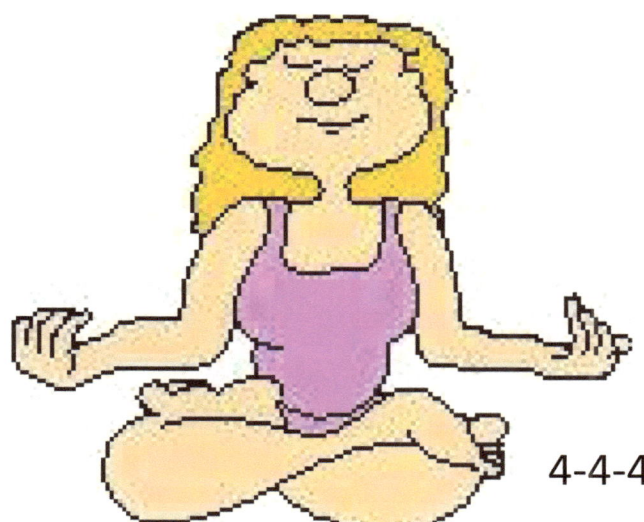

4. Ferme les yeux et continue de respirer doucement, calmement, à un rythme régulier.
Par exemple:
4-4-4 (inspire-retient-expire
ou inspire-expire-repos)
ou
4-4-4-4 (inspire-retient-expire-repos).

Germinations
Exercice de cohérence cardiaque

5. Prends conscience et commence à observer
l'air qui entre à l'inspiration et qui sort à l'expiration.

6. Continue de respirer en douceur et ressent
l'état d'apaisement, de calme intérieur, d'harmonie
qui s'installe progressivement.

7. Rappelle-toi un sentiment fondamental positif et bienveillant
comme la gratitude, l'appréciation, la paix, la joie, l'Amour,
la compassion, etc. *Si tu n'as pas de souvenir d'un* sentiment
fondamental positif et bienveillant qui émerge en ce
moment, tu peux l'imaginer.

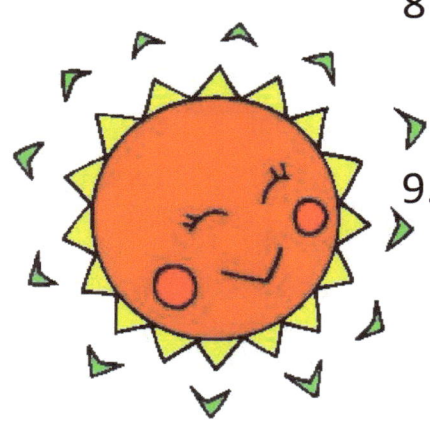

8. Ressent-le profondément dans ton coeur,
puis dans ton corps, et laisse-le s'amplifier
autour de toi et à l'infini. [1]

9. Continue de respirer en étant centré dans
ton coeur et observe l'apaisement qui
s'installe naturellement dans ton corps,
tes pensées et tes émotions.

[1] - *Ici, tu peux continuer à l'étape suivante de l'exercice de cohérence
cardiaque, ou continuer avec une visualisation ou préparation à la
méditation, comme celles proposées dans le* **Journal de gratitude**
pour être à l'écoute de ta Sagesse intérieure.

10. Prends maintenant quelques instants pour respirer profondément et être à l'écoute de ta Sagesse intérieure.

Tu peux lui demander de t'inspirer dans les exercices qui vont suivre et de t'aider à faire grandir ton état de paix intérieure.

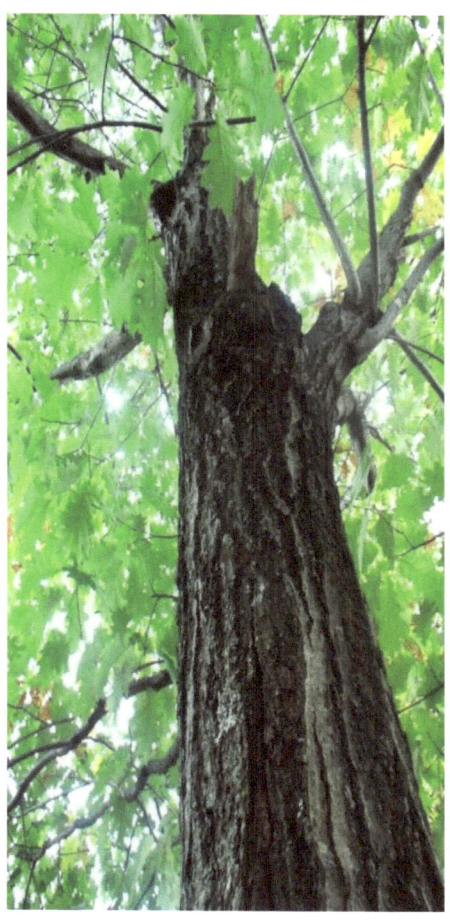

Dans le silence, tu peux l'entendre plus facilement. Peut-être que tu peux entendre sa voix, voir une image, avoir un ressenti, une intuition. Peut-être que tu peux ressentir un état de calme, de joie, de douceur.

11. Garde ton attention centrée dans ton coeur et accueille ces moments paisibles avec toi-même.

12. Tu peux maintenant ramener ton attention ici et maintenant, ouvre les yeux et continue de respirer en restant centré dans ton coeur.

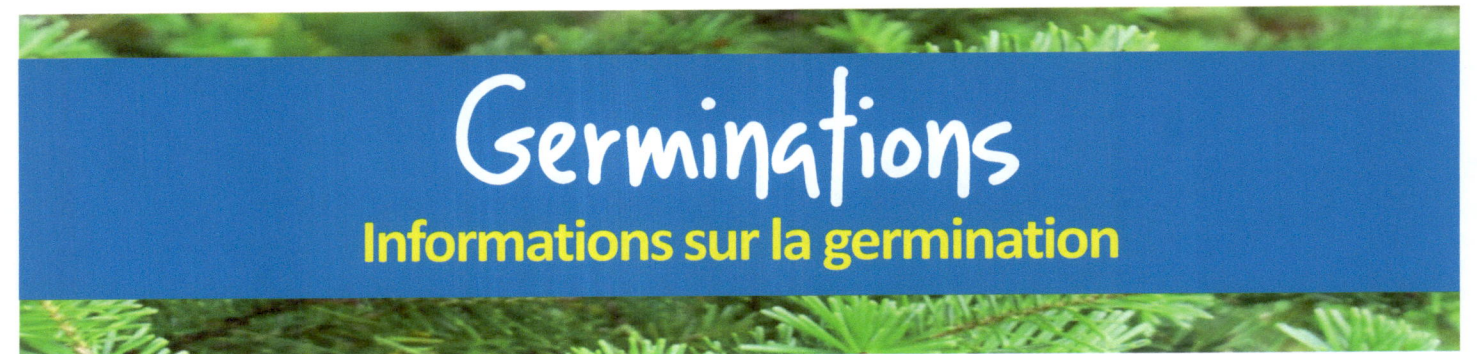

Germinations
Informations sur la germination

Informations sur la germination

La Germination

Voici quelques informations et une petite description des étapes à suivre pour faire pousser les germinations, et pour découvrir plusieurs façons de faire pousser des graines pour préparer des germinations.

Les graines et le processus de germination

Les graines contiennent en elles toute l'information et ce qui est nécessaire pour germer et s'épanouir jusqu'à devenir une plante, une fleur, un arbre. Quand elles sont à l'état de graine, ce potentiel est momentanément « endormi ». Cela est applé « dormance ».

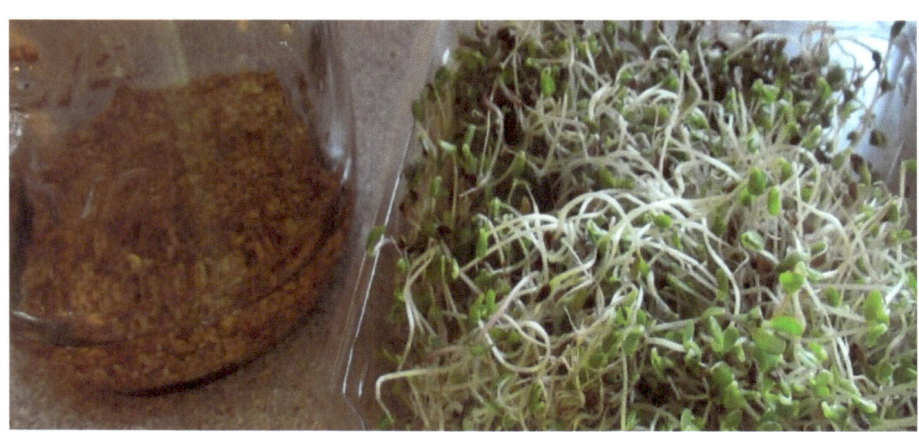

Luzerne
Graines
Trempées
et
Luzerne
germée

Germinations
Informations sur la germination

Lorsqu'une plante est pollenisée et produit des graines, elle les rempli du meilleur qu'elle peut leur donner pour qu'elles puissent avoir une belle croissance et assurer la continuité de la vie pour son espèce.

Elle leur donne beaucoup d'énergie vitale, de vitamines, de minéraux, de protéines, de gras essentiels. d'acides aminés et des enzymes pour promouvoir le réveil de la vie et la croissance.

Lorsque les graines reçoivent ce qui est nécessaire à leur croissance, c'est-à-dire de l'eau, de la lumière, de la chaleur, et si elles reçoivent en plus de bons soins, leur potentiel peut se réveiller et elles peuvent commencer leur processus de germination.

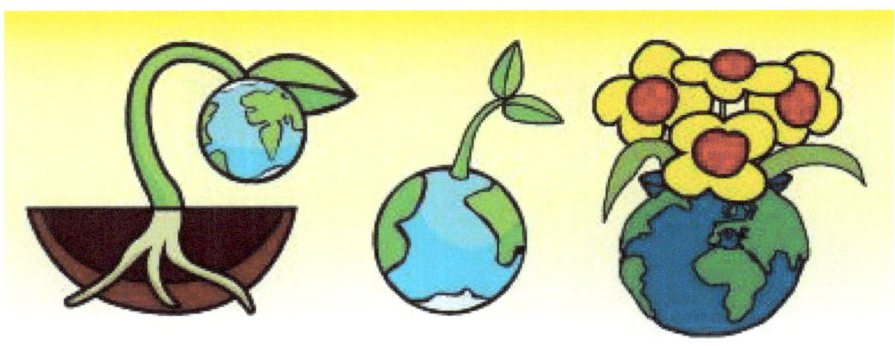

Germinations
Informations sur la germination

Dans ce processus, les graines libèrent l'énergie de vie
qu'elles contiennent pour s'épanouir.
Elles utilisent leur réserves d'énergie en transformant l'amidon
qu'elles contiennent en sucre, pour leur donner de l'énergie.

Lorsqu'elles commencent leur processus de germination,
elles se libèrent aussi des inhibiteurs de croissance qui les
empêchaient de s'épanouir et qui les conservaient en état de
dormance. Ces inhibiteurs avaient pour fonction de préserver
les graines jusqu'à ce que les conditions propices pour un
succès de leur croissances soient réunies, c'est-à-dire l'eau,
La lumière et la chaleur.

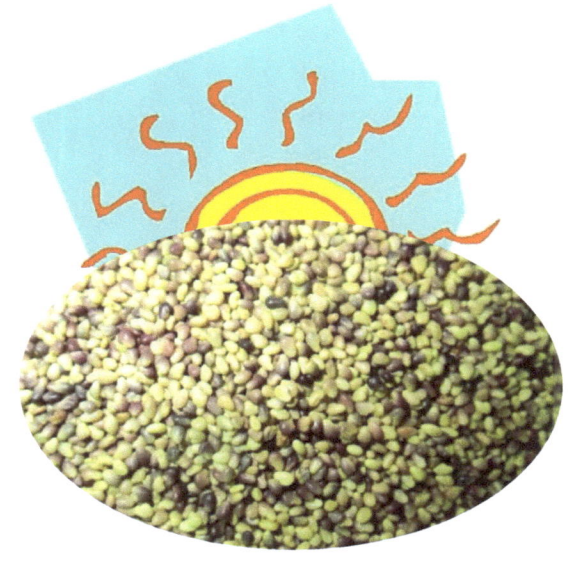

C'est tout ce processus de
réveil de l'énergie de vie
qui rend les graines si
nourrissantes
car elles sont remplies d'énergie
et d'éléments nutritifs.

Lorsqu'un graine commence à germer :

- La quantité de **vitamines** se multiplie...
  en double, triple, quadruple...!
  et elles continuent de se multiplier jusqu'à ce que les germinations soient mangées!
  Les vitamines contribuent aux processus d'harmonie et de régulation de plusieurs fonctions du corps physique.

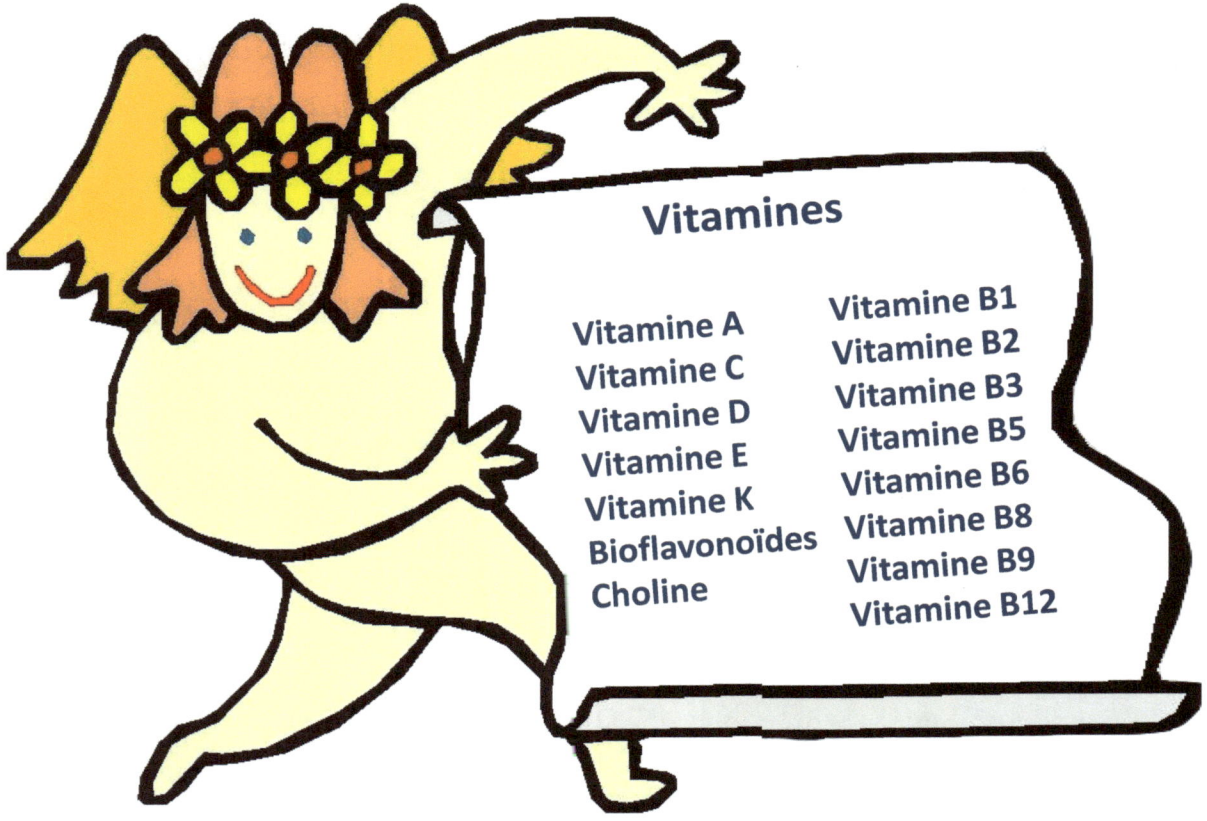

Vitamines

Vitamine A
Vitamine C
Vitamine D
Vitamine E
Vitamine K
Bioflavonoïdes
Choline

Vitamine B1
Vitamine B2
Vitamine B3
Vitamine B5
Vitamine B6
Vitamine B8
Vitamine B9
Vitamine B12

Lorsqu'un graine commence à germer ...

- Des **acides aminés** sont formés.
  Ces acides aminés servent de bases pour les protéines
  végétales présentes dans les germinations,
  et ils sont essentiels pour plusieurs fonctions du corps.

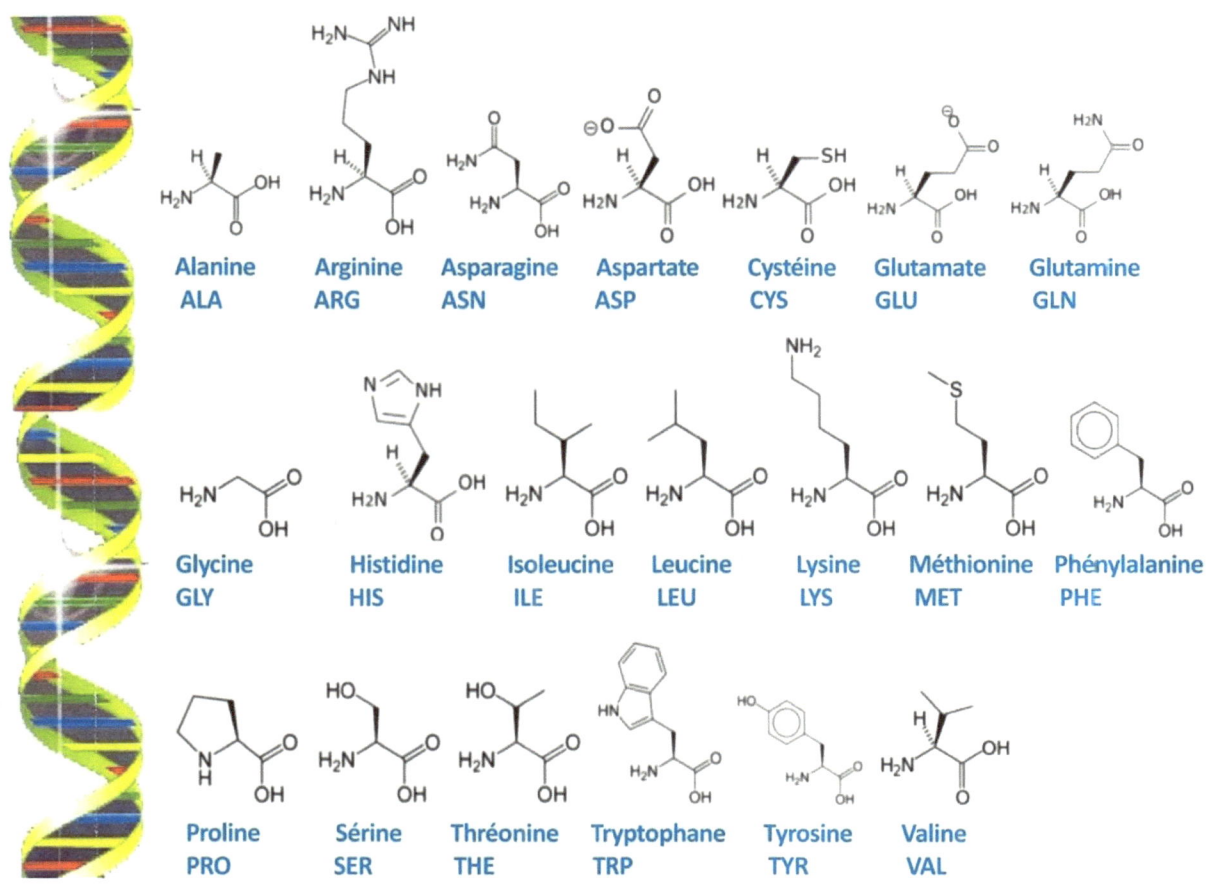

| Alanine
ALA | Arginine
ARG | Asparagine
ASN | Aspartate
ASP | Cystéine
CYS | Glutamate
GLU | Glutamine
GLN |

| Glycine
GLY | Histidine
HIS | Isoleucine
ILE | Leucine
LEU | Lysine
LYS | Méthionine
MET | Phénylalanine
PHE |

| Proline
PRO | Sérine
SER | Thréonine
THE | Tryptophane
TRP | Tyrosine
TYR | Valine
VAL |

Lorsqu'un graine commence à germer ...

* Les gras sont transformés en **acides gras essentiels** pour le corps humain.
  Anciennement, ils étaient appelés Vitamine F.

  Les acides gras essentiels sont fabriqués à partir des...
  - oméga-3 qui contiennent de l'acide alpha(α)-linoléique
  - oméga-6 qui contiennent de l'acide linoléique
  Les oméga-3 et oméga-6 sont présents
  dans les noix, graines et des huiles
  de poissons.

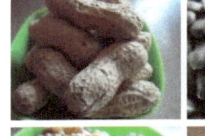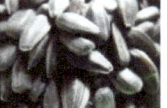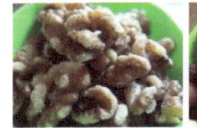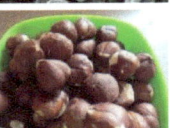

  Le corps peut les utiliser et les transformer
  pour former les membranes des cellules.
  et ils ont un effet bénéfique pour ...
  - maintenir le bon fonctionnement
    des fonctions du cerveau
  - la vue
  - les réponses du système immunitaire
  - le bon fonctionnement du système cardiovasculaire

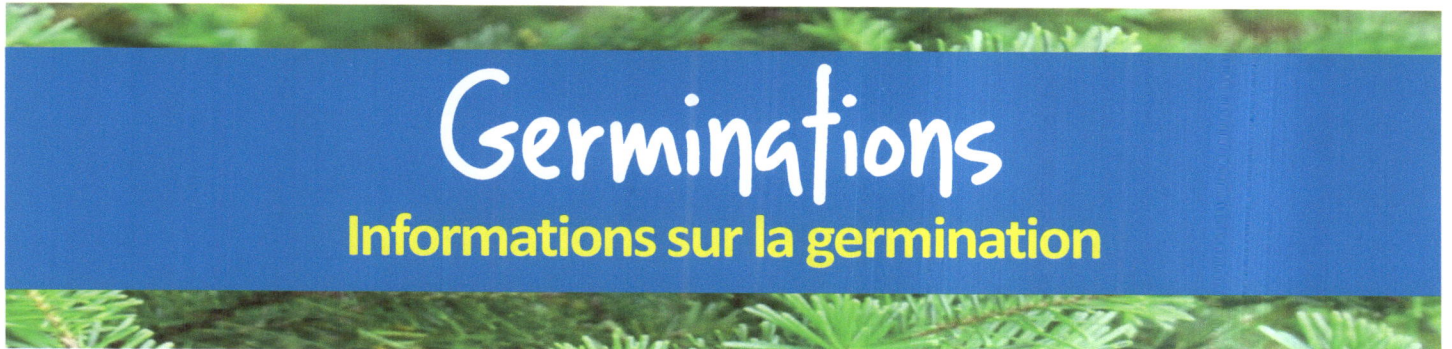

Germinations
Informations sur la germination

Lorsqu'un graine commence à germer ...

- Avec l'aide des enzymes, les réserves de sucre comme l'amidon, sont transformées en **sucres simples** que la graine peut utiliser pour son bon fonctionnement et pour avoir de l'énergie pour sa croissance et son épanouissement.

  Cela fait partie des fonctions de son métabolisme.

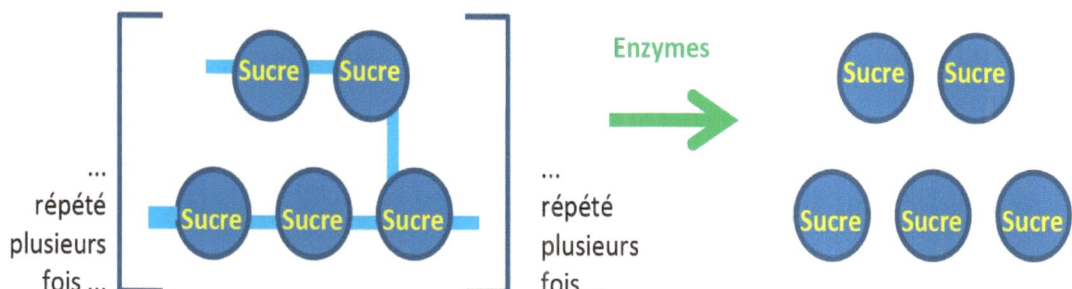

... répété plusieurs fois ...

Enzymes

... répété plusieurs fois ...

RÉSERVE - Amidon
Plusieurs sucres reliés ensemble

UTILISATION - Sucres simples
Les molécules de sucre sont détachées
(exemple: glucose, fructose, galactose, mannose)

Lorsqu'un graine commence à germer ...

• Les graines vont recueillir d'autres **minéraux** et
oligo-éléments qui viennent de l'eau avec laquelle
elles sont rincées dans le processus de germination.

Note - Les oligo-éléments désignent les minéraux
qui sont présents en très petites quantités,
et traces désignent les minéraux qui sont présents
en très très petites quantités.

Minéraux	Minéraux	Oligo-éléments	Traces
	Cuivre	Chrome	Aluminium
	Fer	Cobalt	Argent
	Fluor	Cuivre	Arsenic
Minéraux	Iode	Germanium	Brome
	Magnésium	Manganèse	Chrome
Oligo-éléments	Manganèse	Sélénium	Lithium
	Molybdène	Silicium	Nickel
	Phosphore	Rubidium	Or
Traces	Potassium	Vanadium	
	Sodium	Zinc	
	Soufre		

Lorsqu'un graine commence à germer …

- Les graines contiennent aussi plein **d'enzymes qui favorisent l'harmonie et l'équilibre naturel des aliments pour le corps.**

  Ces enzymes peuvent avoir une action bienfaisante pour notre corps lorsque **les aliments sont mangés crus.**

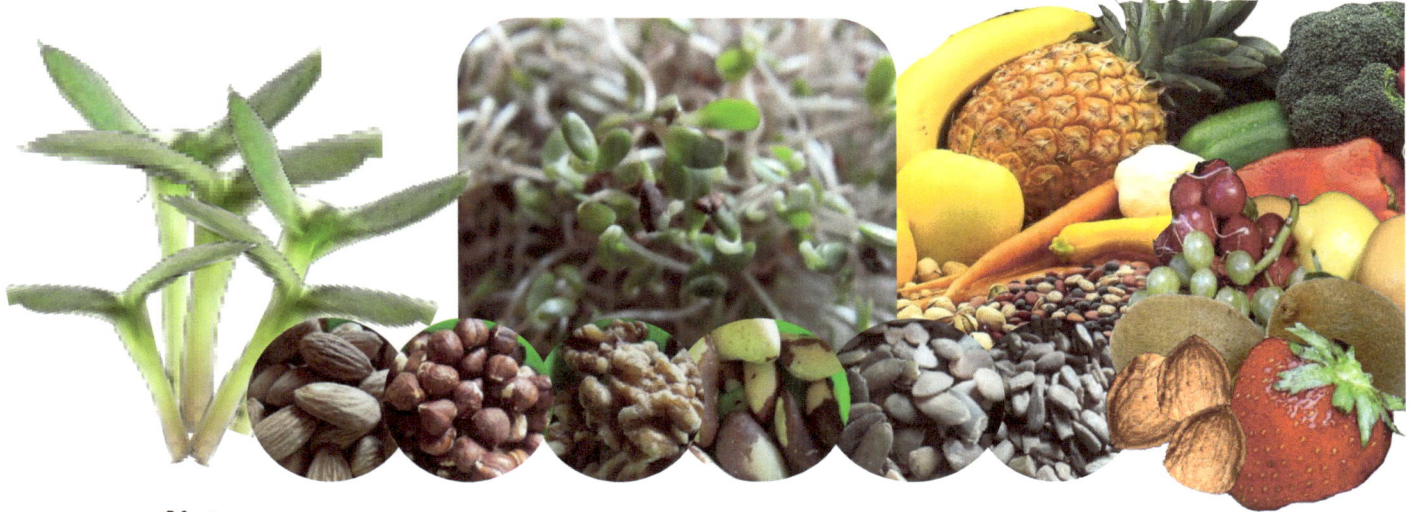

Note

Lorsque les aliments sont cuits à plus de 47° C, la chaleur transforme les enzymes et ils ne peuvent plus accomplir leur travail bienfaisant pour notre corps pour faciliter la digestion et pouvoir assimiler plus facilement l'énergie provenant des germinations et des aliments qui l'accompagnent.

Germinations
Informations sur la germination

La conservation des graines

Les graines se conservent plusieurs mois
et même quelques années
si elles sont conservées au frais dans un réfrigérateur.
Les graines plus fraîches donnent des germinations
plus vigoureuses et vertes.

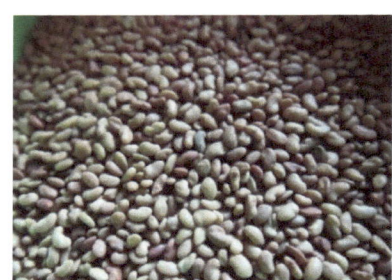
Trèfle rouge

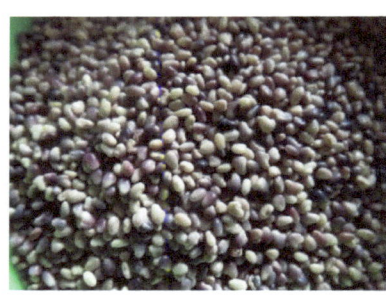
Luzerne

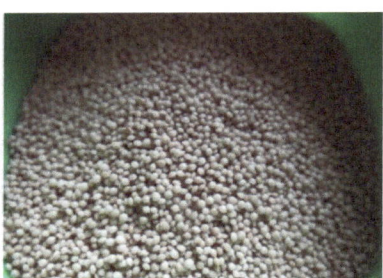
Amarante

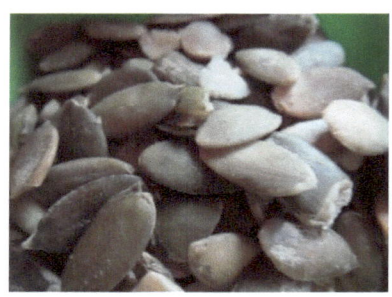
Graines de citrouille

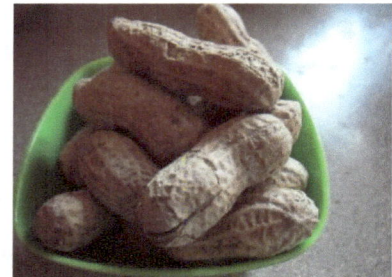
Arachide

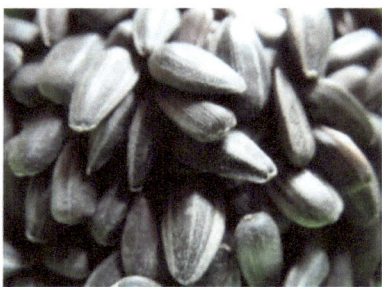
Graines de tournesol

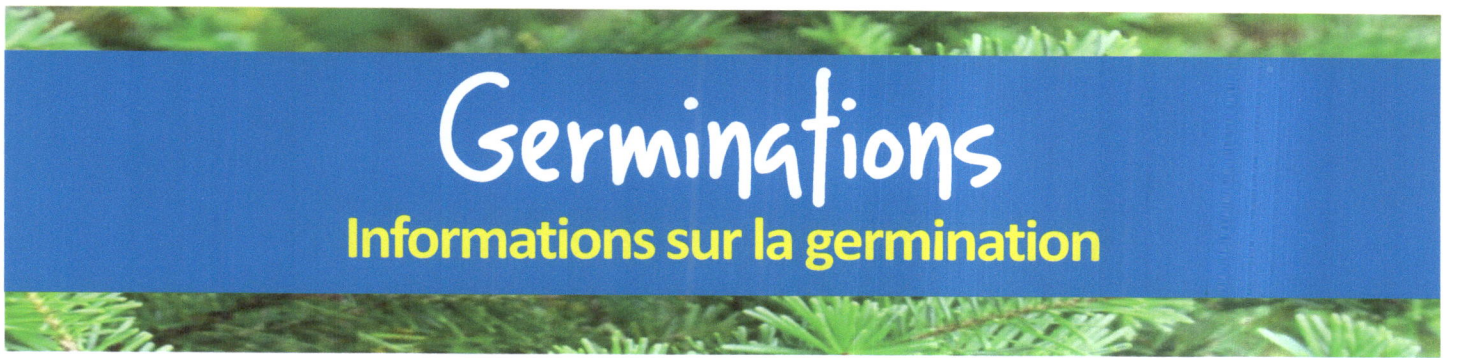

Germinations
Informations sur la germination

Les méthodes de germination

Il y a deux façons de faire germer des graines pour préparer des germinations.

1. Les faire pousser directement dans un germoir, un plat ou un pot en verre

2. Les faire pousser sur du terreau bio de préférence, placé sur un plateau ou dans un plat

Selon les graines choisies, l'une et/ou l'autre de ces méthodes est appropriée. La description de ces méthodes et des exemples sont rassemblées dans les tableaux qui suivent.

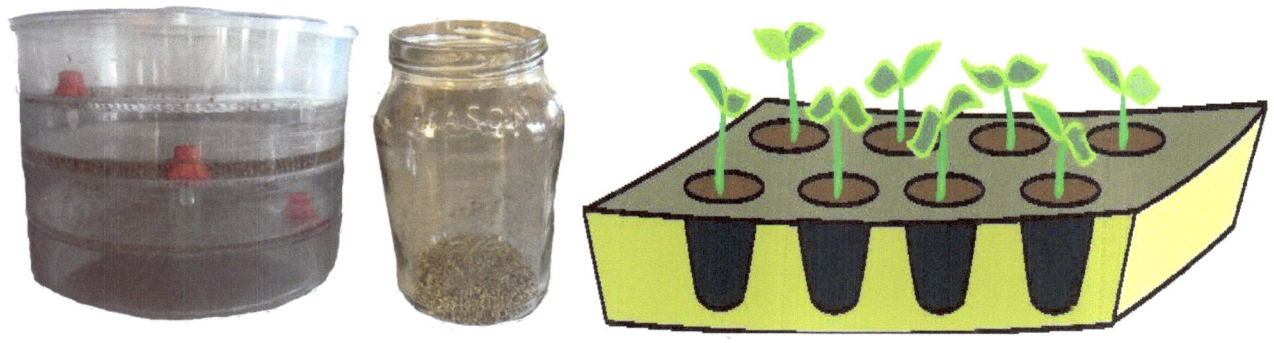

Germinations
Informations sur la germination

Des graines à faire germer

Les tableaux contiennent également des informations qui peuvent être utiles pour les germinations de ...

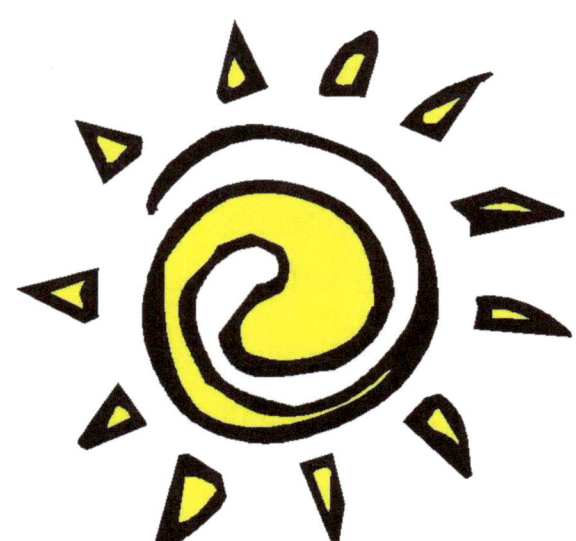

- Céréales
- Graines et oléagineuses
- Légumes et légumineuses
- Liliacées
- Mucilagineuses

... et des informations concernant

- le temps de trempage
- le nombre de jours de germination (environ) pour qu'elles soient prêtes à manger
- la longueur des pousses (environ) à la récolte
- le rendement, c'est-à-dire le volume des graines au départ et le volume approximatif de germinations obtenues

Germinations
Informations sur la germination

Certains tableaux donnent des exemples de germinations et aliments végétaux dans lesquels il est possible de retrouver plusieurs vitamines, minéraux et oligo-éléments.

Note – Prendre le temps de bien laver les bains pour préparer et rincer les germinations en pots ou pour préparer et semer les graines sur le terreau.
Utilise des contenants propres.
Lorsque les germinations sont prêtes à être mangées, elles peuvent être conservées au réfrigérateur dans des contenants hermétiques.

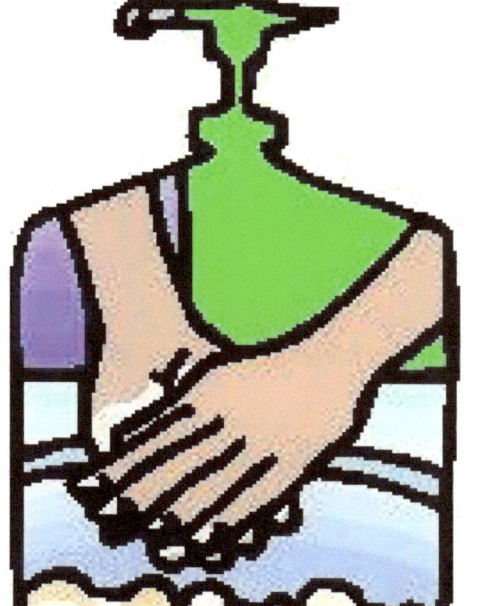

Germinations
Informations sur la germination

Méthodes de germination

Résumé des étapes pour faire pousser des germinations.

Étape		Germination avec germoir, plat ou pot de verre
1	Préparation	• Préparation personnelle • Rassembler le matériel et les graines
2	Trempage	• Mettre les graines dans le germoir, plat, pot de verre • Ajouter de l'eau (eau de source, eau pure) • Laisser tremper les graines 4-6 heures pour les petites graines 6-12 heures pour les graines moyennes 12 heures pour les grosses graines • (pot de verre) Recouvrir le pot avec un couvercle moustiquaire *ou* un tissus aéré avec un élastique pour maintenir le tissu autour du goulot • Égoutter, rincer, égoutter, rincer... jusqu'à ce que l'eau soit claire
3	Germination	• Déposer le germoir, plat ou pot de verre à l'abri du soleil • Laisser germer • Couvrir jusqu'à l'apparition du germe • Rincer et bien égoutter à chaque jour (1-2 fois) ou aux deux jours (avec certains germoirs), au rythme qui convient pour que les graines puissent continuer leur croissance
4	Récolte	• Récolter les germinations • Conserver au réfrigérateur, enveloppé avec un essuie-tout pour éponger le surplus d'humidité
5	Dégustation	• Manger avec conscience et déguster!

Germinations
Informations sur la germination

Méthode de germination …

Étape		Germination sur terreau
1	Préparation	• Préparation personnelle • Rassembler le matériel et les graines • Déposer le terreau bio sur un plateau ou dans un plat et arroser la terre pour qu'elle soit très humide (pas trempe)
2	Trempage	• Mettre les graines dans un plat ou pot de verre • Ajouter de l'eau (eau de source, eau pure) • Laisser tremper les graines 4-6 heures pour les petites graines 6-12 heures pour les graines moyennes 12 heures pour les grosses graines • (pot de verre) Recouvrir le pot avec un couvercle moustiquaire *ou* un tissus aéré avec un élastique pour le maintenir autour du goulot • Égoutter, rincer, égoutter, rincer... jusqu'à ce que l'eau soit claire
3	Germination	• Laisser germer dans le pot jusqu'à l'apparition du germe puis semer ou déposer les graines sur le terreau humide *ou* • Semer ou déposer directement les graines sur le terreau très humide • Couvrir et laisser germer jusqu'à l'apparition du germe • Découvrir et placer à la lumière indirecte du soleil • Laisser germer jusqu'à 1-4 pouces (2.5-10 cm) de hauteur selon les graines • Arroser ou pulvériser de l'eau sur le terreau au besoin, pour le conserver humide (pas trempe)
4	Récolte	• Récolter les germinations en les coupant avec les ciseaux • Conserver au réfrigérateur, enveloppé avec un essuie-tout pour éponger le surplus d'humidité
5	Dégustation	• Manger avec conscience et déguster!

Germinations
Informations sur la germination

Germinations avec un germoir, un plat, un pot de verre

Germination avec un germoir	Trempage (heures)	Germination (jours)	Longueur à la récolte (cm)	Rendement (ml/15 ml grains)	Vitamines, Minéraux et oligo-éléments	
Céréales						
1. Amarante	1-12	2-5	0.5	15 : 125	V	A, B, B9, C, D, E
					M	Ca, Fe, K, P, Zn, Mg
2. Avoine	12	2-4	0.05-1.5		V	B1, B2, B3, D
					M	Na, Fe, Ca, Mg, P
3. Blé mou (pour jus)	12	2-3	0.05-1.5	250 : 625	V	A, B1, B2, B3, B5, B6, B9, B12, C, E
					M	Ca, Cu, Fe, Mg, Na, Zn, Mn, P, Se
4. Épeautre	8-12	2-4	0.05-1.5		V	B1, B3, B12
					M	Ca, Cu, Fe, I, Mn, Se, Mg, P
5. Maïs	12-14	5-6	1.5	250 : 1000	V	B1, B2, B3, B5, B9, C, E
					M	P, Mg, Fe, Zn, Mn, Cu, K
6. Quinoa	3-4	1-3	0.5-3	15 : 125	V	A, B3, B6, E + tous les acides aminés essentiels
					M	Ca, Fe, Mg, P, K, I + protéines
7. Riz non décortiqué	24	3-10	0.5-2		V	B1, B2, B3, B6, C
					M	Cu, Mg, P, S, K, Ca, Fe
8. Sarrazin blanc	15 min	2-3	0.5	250 : 500	V	A, B1, B2, B3, B5, C, E, K P
					M	Si, Mg, P, Ca, K, Mn, Zn, Cu, F, Fe
Graines - Oléagineuses						
9. Amande	12	0-2	0		V	B2, B3, B9, E
					M	K, Ca, P, Mg, Fe, Zn, Cu
10. Arachide	8-12	3-5	0		V	B1, B3, B5, B6, B9, E
					M	Zn, Mn, Cu, P, Mg, Fe, K, Se
11. Citrouille	6-8	1-3	0.5	250 : 500	V	A, B, C, E
					M	Fe, Zn, Mg, P, Se, Cu, K, Ca, Na
12. Sésame	4-8	1-2	0.5	250 : 375	V M	A, B1, B3, E, F Ca, Fe, P + Lignanes + Acides aminés méthionine et tryptophane
13. Tournesol	4-12	1-3	1.5-4	250 : 500	V	A, B1, B2, B3, B5, B6, B9, B12, C, D, E
					M	P, Mn, Cu, Fe, Zn, Mg, Ca, K, I

Germinations
Informations sur la germination

Germinations avec un germoir, un plat, un pot de verre

Germination avec un germoir	Trempage (heures)	Germination (jours)	Longueur à la récolte (cm)	Rendement (ml/15 ml grains)		Vitamines, Minéraux et oligo-éléments
Légumes et Légumineuses						
14. Azuki	12	3-5	1-5	250 : 2000	V	B1, B2, C
					M	Fe, Ca, K + protéines
15. Brocoli	4-6	4-6	2.5	15 : 750	V	A, B1, B2, B5, B6, B9, C, E, K
					M	Cu, Fe, Mg, Mn, P, K, Ca, I, Zn
16. Courges	6-8	1-3	0.5	250 : 500	V	A, B2, B52, B6, B9, C, E, K
					M	Fe, Mn, Cu, Zn, Mg, P, Cu, K, Ca, Na
17. Fenouil	4-6	6-8			V	C, K
					M	K, P, Ca. Na, Mg
18. Fèves Lima	8-12	3-5	2.5	250 : 500	V	B1, B2, B3, B, C
					M	K, P, Na, Mg, Ca, Zn, Cu, Fe, Mn, I
19. Fèves Mung (soja vert)	12-24	3-6	1-5	250 : 1000	V	A, B1, B2, B3, B6, B12, C, D, E, H, K
					M	K, Ca, Mg, P, I, Fe
20. Kale	6	4-5		15 : 750	V	A, B1, B6, B9, C, K
					M	Ca, K
21. Lentilles	4-8	4	1-2.5	15 : 125	V	A, B1, B2, B3, B6, B12, C, D et acides aminés
					M	Ca, Fe, Mg, P, Zn, Mn
22. Luzerne (alfafa)	4-8	4-6	3-4	15 : 500	V	A, B1, B2, B5, B6, B9, B12, C, D, K
					M	Mg, P, Zn, Cu, Mn, Ca, Fe, I, K
23. Pois chiche	4-12	2-4	0.5-2.5	250 : 1000	V	A, B1, B2, B6, B9, B12, C, D, E + acides aminés
					M	Mn, Cu, P, Fe, Zn, Mg, K, Se, Ca
24. Pois verts secs	4-12	2-4	1.5	15 : 125	V	B1, B2, B3, B5, B6, B9, C, D, E
					M	Fe, Mn, Cu, P, Mg, K, Zn, Ca
25. Radis rouge	4-6	3-6	2.5	15 : 350	V	A, B1, B2, B3, B6, C
					M	K, Ca, Na, P, Mg, Fe, Zn, I
26. Trèfle rouge	3-8	4-6	2.5-4	15 : 750	V	A, B1, B12, C, D, E, K + 8 acides aminés essentiels
					M	Ca, Fe, Mg, Mn, K, P, Zn, Na, Se, Co, I
Mucilagineuse						
27. Moutarde orientale	2-3	2-3	2.5-4	15 : 250	V	A, B1, B2, B6, B9, C, D, E, K
					M	Mn, Ca, Mg, Fe, Cu, Se, P, K, Zn, S

Germinations
Informations sur la germination

Germinations sur du terreau

Germination sur terreau	Trempage (heures)	Germination (jours)	Longueur à la récolte (cm)	Rendement (ml grains : ml pousses)	Vitamines, Minéraux et oligo-éléments	
Céréales						
1. Amaranthe	---	10-12	2	15 : 125	V	A, B, B9, C, D, E
					M	Ca, Fe, K, P, Zn, Mg + acides aminés
2. Blé mou (pour jus)	4-8	8-10	0.05-1.5	250 : 700	V	A, B1, B2, B3, B12, C, E
					M	Ca, Cu, I, Mn, P, Se + chlorophylle
3. Kamut	12	2-3	0.5-1.5		V	B1, B2, B3, B5, B6, B9, B12, E
					M	Fe, K, P, Mg, Ca, Mn
4. Maïs	6-8	8-10	1.5	250 : 1000	V	B1, B2, B3, B5, B9, C, E
					M	P, Mg, Fe, Zn, Mn, Cu, K
5. Millet	5-10	1-5	0.5	250 : 750	V	A, B2, C
					M	P, Mg, Fe
6. Orge (pour jus)	8-12	3-5	0.05-1.5	250 : 500	V	A, B1, B2, B3, B5, B6, B9, B12, C + 9 a.a. essentiels
					M	P, Mg, Fe, Zn, Mn, Cu, Se, Ca, K
7. Sarrasin blanc	6	10-12	10	250 : 500	V	A, B1, B2, B3, B5, C, E, K P
					M	Si, Mg, P, Ca, K, Mn, Zn, Cu, F, Fe
8. Sarrasin noir	6	10-12	0.5	15 : 250	V	A, B1, B2, B3, B5, C, E, K P
					M	Si, Mg, P, Ca, K, Mn, Zn, Cu, F, Fe
9. Seigle	12	2-3	0.05-1.5	250 : 750	V	B1, B2, B3, B5, B9, C, E + protéines
					M	Se, P, Mg, Fe, Zn, Cu
Graines - oléagineuses						
10. Tournesol (avec écales)	6-12	1+6 10-14	10	250 : 2500	V	A, B1, B2, B3, B5, B6, B9, B12, C, D, E
					M	P, Mn, Cu, Fe, Zn, Mg, Ca, K
Légumes et Légumineuses						
11. Bette à carde	4-8	10-4		250 : 500	V	A, B2, B6, C, E, K
					M	K, Na, Ca, P, Mg, Fe, Se, Cu, Mn
12. Brocoli	4-6	4-5	2-2.5	15 : 750	V	A, B1, B2, B5, B6, B9, C, E, K
					M	Cu, Fe, Mg, Mn, P, K, Ca,, Zn
13. Carotte	8-12	8-9	4		V	A, B1, B2, B3, B6, B9, C, D, E, K, provitamine A
					M	Fe, P, K, Na, Ca, Mg, Zn, Cu
14. Céleri	4-6	4-15	2		V	B1, C. E, bêta carotène
					M	K, Na, P, Mg, Fe, Zn, Mn, Cu, Ni, F, Se, Mo, Cr
15. Chou rouge	4-8	4-5	2.5	15 : 750	V	A, B1, B2, B3, B6, C, K
					M	K, Ca, P, Na, Mg, S, Fe, Mn, Zn
16. Chou vert	4-8	4-5	2.5	15 : 750	V	A, B1, B3, B6, C, K
					M	S, K, Fe, Mn, Ca, Na, Mg, P, Se

Germinations
Informations sur la germination

Germinations sur du terreau

Germination sur terreau	Trempage (heures)	Germination (jours)	Longueur à la récolte (cm)	Rendement (ml grains : ml pousses)		Vitamines, Minéraux et oligo-éléments
Légumes et Légumineuses (suite)						
17. Épinard	4-6	5-8	2	15 : 250	V	A, B1, B2, B3, B6, B9, C, E, K
					M	K, Zn K, Ca, Na, Mg, Mn, P, Fe, Cu, Zn
18. Fenugrec *	6-10	3-5	1.5-2.5	15 : 250	V	A, B1, B2, B3, B5, B6, B8, D
					M	Fe, P, Ca, K, Na
19. Kale	4-6	10-14		15 : 750	V	A, B1, B6, B9, C, K
					M	Ca, K
20. Lentilles	8-12	3-5	1-2.5	15 : 125	V	A, B1, B2, B3, B6, B12, C, D et acides aminés
					M	Ca, Fe, Mg, P, Zn, Mn
21. Navet	4-6	4-7		15 : 300	V	A, B1, B3, B6, C, E
					M	P, Mg, K, Fe, Mn, Cu Ca, S, Cl, Na, Zn
22. Pois vert	12	3-6	1.5	250 : 1000	V	B1, B2, B3, B5, B6, B9, C, D, E
					M	Fe, Mn, Cu, P, Mg, K, Zn, Ca
23. Radis rouge *	4-6	3-6	2.5	15 : 500	V	A, B1, B2, B3, B6, C
					M	K, Ca, Na, P, Mg, Fe, Zn
Liliacés						
24. Ail	4-12	10-14		125 : 250	V	B1, B2, B3, B5, B6, B9, C, E, provitamine A
					M	K, Ca, P, Mg, Na, Cl, S, Se, Mn, Co, F, Mo, B, Fe, Cu, Zn Ni, Cr
25. Oignon	4-12	10-14		15 : 500	V	A, B1, B2, B3, B6, B9, C, E
					M	Ca, Fe, Mg, K Cu, Mn, P, Zn, S
26. Poireau	4-12	3-14	3-4		V	A, B1, B2, B3, B6, B9, C, E, K
					M	Cu, Fe, Mn, K, Ca, P, Mg, Na
Mucilagineuses						
27. Chia	2	5			V	B1, B2, B3, B9 + omega 3
					M	Cu, P, Ca, K, Mg, Se, Na, Fe, Zn
28. Cresson	4-6	4-5	3-4	15 : 250	V	A, B1, B2, B6, B9, C, K provitamine A
					M	Mn,C u, Fe, Mg, P, K, Ca
29. Lin	0-2	0-6	05.-4		V	B1, B2, B3, B6, B9, C, E, K
					M	Cu, K, P, Mg, Ca, Na, Se, Fe, Zn, Mn
30. Moutarde orientale	2-3	5-12	2.5-4	15 : 250	V	A, B1, B2, B6, B9, C, D, E, K
					M	Mn, Ca,Mg, Fe, Cu, Se, P, K, Zn, S
31. Roquette	---	10-12		15 : 250	V	A, B1, B2, B3, B9, C, K
					M	Ca, Fe, Mg, P, K, Na, S

Note * - Décosser avant de manger - - - 15ml = 1 cu. à soupe   250 ml = 1 tasse

Germinations
Informations sur la germination

Germinations et apport en vitamines

Vitamines	Caractéristiques	Dans les aliments	Dans les germinations
A	• Liposoluble • Antioxydant *Favorise:* • Bonne vision • Croissance des os • Santé de la peau • Santé du système immunitaire • Protège des infections	***Fruits jaunes*** Abricot, Ananas, Banane, Cantaloup, Cassis, Citron, Citrouille, Nectarine, Pêche ***Légumes et Légumineuses*** (pro-vitamine A) Artichaut, Aubergine, Avocat, Bette à carde, Betterave, Brocoli, Carotte, Céleri, Chou, Courge, Cresson, Épinard, Laitue, Navet, Patate Sucrée, Persil ***Liliacées*** Ail ***Noix et graines*** Amande, Arachide, Citrouille, Sésame, Tournesol	***Céréales*** Avoine, Blé, Quinoa, Millet, Orge, Sarrasin blanc ***Graines*** Citrouille, Sésame, Tournesol ***Légumes et Légumineuses*** Bette à carde, Brocoli, Carotte, Chou rouge, Chou vert, Courges, Épinard, Fenugrec, Fève Mung, Kale, Lentilles, Luzerne, Navet, Pois chiche, Radis rouge, Trèfle rouge, Moutarde orientale ***Liliacées*** Ail, Oignon, Poireau ***Mucilagineuses*** Moutarde, Cresson, Roquette
B1 Thiamine	• Hydrosoluble *Participe à:* • Production de l'énergie • Métabolisme des acides gras • Transmission de l'influx nerveux • Équilibre nerveux en aidant le sang à absorbe l'oxygène • Croissance • Mémorisation • Équilibre émotionnel	***Fruits*** Abricot, Banane, Cassis, Cerise, Orange ***Légumes et Légumineuses*** Artichaut, Aubergine, Avocat, Bette à carde, Betterave, Carotte, Chou frisé, Chou-fleur, Fèves De Soya, Haricots secs, Lentilles, Pois Verts, Pomme de terre, Légumineuses ***Noix et graines*** Amande, Arachide, Châtaigne, Citrouille, Noisette, Noix de macadamia, Noix du Brésil, Pacane, Pavot, Pistache, Sésame, Tournesol, Noix ***Liliacées*** Ail	***Céréales*** Amarante, Blé, Seigle, Épeautre, Kamut, Maïs, Orge Riz entier, Sarrasin blanc, Sarrasin noir, Seigle ***Graines*** Amande, Arachide, Citrouille, Sésame, Tournesol ***Légumes et Légumineuses*** Azuki, Brocoli, Carotte, Céleri, Chou rouge, Chou vert, Épinard, Kale, Fenugrec, Fève de Lima, Fève Mung, Lentilles, Luzerne, Navet, Pois chiche, Pois verts secs, Radis rouge, Trèfle rouge, Moutarde orientale ***Liliacées*** Ail, Poireau ***Mucilagineuses*** Chia, Cresson, Lin, Roquette

Germinations et apport en vitamines

Vitamines	Caractéristiques	Dans les aliments	Dans les germinations
B2 Riboflavine	• Hydrosoluble *Participe à:* • Production de l'énergie • Fabrication des globules rouges • Fabrication des hormones • Croissance • Réparation des tissus	*Fruits* Banane, Cassis, Kakis, Tomate *Légumes-Légumineuses* Artichaut, Asperges, Aubergine, Avocat, Bette à carde, Betterave, Carotte, Céleri, Champignons, Fèves, Haricots verts, Légumes verts feuillus, Légumineuses *Noix et graines* Amande, Châtaigne, Citrouille, Tournesol, Noix	*Céréales* Amarante, Avoine, Blé, Kamut, Maïs, Millet, Orge, Riz entier, Sarrasin blanc, Sarrasin noir, Seigle *Graines* Amande, Citrouille, Tournesol *Légumes-Légumineuses* Azuki, Bette à carde, Brocoli, Carotte, Chou rouge, Courges, Épinard, Fenugrec, Fève de Lima, Fève Mung, Lentilles, Luzerne, Pois chiche, Pois verts secs, Radis rouge, Moutarde orientale *Liliacées* Ail, Oignon, Poireau, Roquette *Mucilagineuses* Cresson, Lin
B3 Niacine	• Hydrosoluble *Participe à:* • Production de l'énergie • Métabolisme des sucres, lipides et protéines *Collabore au:* • Processus de formation de l'ADN • Croissance et développement normal • Croissance et résistance de la peau et des muqueuses • Équilibre du cholestérol sanguin	*Fruits* Abricot, Banane, Cassis, Cerise, Datte, Tomate *Légumes-Légumineuses* Artichaut, Aubergine, Avocat, Bette à carde, Betterave, Brocoli, Carotte, Champignons, Chicorée, Fèves de soya, Patate douce, Légumineuses *Noix et graines* Amande, Arachide, Châtaigne, Citrouille, Sésame, Tournesol, Graines, Noix	*Céréales* Amarante, Avoine, Blé, Épeautre, Kamut, Maïs, Orge, Quinoa, Riz entier, Sarrasin blanc, Sarrasin noir, Seigle *Graines* Amande, Arachide, Citrouille, Sésame, Tournesol *Légumes-Légumineuses* Carotte, Chou rouge, Chou vert, Épinard, Fenugrec, Fève de Lima, Fève Mung, Lentilles, Navet, Pois verts secs, Radis rouge, Moutarde orientale *Liliacées* Ail, Oignon, Poireau, Roquette *Mucilagineuses* Chia, Lin

Germinations et apport en vitamines

Vitamines	Caractéristiques	Dans les aliments	Dans les germinations
B2 Riboflavine	• Hydrosoluble *Participe à:* • Production de l'énergie • Fabrication des globules rouges • Fabrication des hormones • Croissance • Réparation des tissus	*Fruits* Banane, Cassis, Kakis, Tomate *Légumes-Légumineuses* Artichaut, Asperge, Aubergine, Avocat, Bette à carde, Betterave, Carotte, Céleri, Champignons, Fève, Haricot vert, Légumes verts feuillus, Légumineuses *Noix et graines* Amande, Châtaigne, Citrouille, Tournesol, Noix	*Céréales* Amarante, Avoine, Blé, Kamut, Maïs, Millet, Orge, Riz entier, Sarrasin blanc, Sarrasin noir, Seigle *Graines* Amande, Citrouille, Tournesol *Légumes-Légumineuses* Azuki, Bette à carde, Brocoli, Carotte, Chou rouge, Courges, Épinard, Fenugrec, Fève de Lima, Fève Mung, Lentilles, Luzerne, Pois chiche, Pois verts secs, Radis rouge, Moutarde orientale *Liliacées* Ail, Oignon, Poireau, Roquette *Mucilagineuses* Cresson, Lin
B3 Niacine	• Hydrosoluble *Participe à:* • Production de l'énergie • Métabolisme des sucres, lipides et protéines *Collabore au:* • Processus de formation de l'ADN • Croissance et développement normal • Croissance et résistance de la peau et des muqueuses • Équilibre du cholestérol sanguin	*Fruits* Abricot, Banane, Cassis, Cerise, Datte, Tomate *Légumes-Légumineuses* Artichaut, Aubergine, Avocat, Bette à carde, Betterave, Brocoli, Carotte, Champignon, Chicorée, Fève de soya, Patate douce, Légumineuses *Noix et graines* Amande, Arachide, Châtaigne, Citrouille, Sésame, Tournesol, Graines, Noix	*Céréales* Amarante, Avoine, Blé, Épeautre, Kamut, Maïs, Orge, Quinoa, Riz entier, Sarrasin blanc, Sarrasin noir, Seigle *Graines* Amande, Arachide, Citrouille, Sésame, Tournesol *Légumes-Légumineuses* Carotte, Chou rouge, Chou vert, Épinard, Fenugrec, Fève de Lima, Fève Mung, Lentilles, Navet, Pois verts secs, Radis rouge, Moutarde orientale *Liliacées* Ail, Oignon, Poireau, Roquette *Mucilagineuses* Chia, Lin

Germinations et apport en vitamines

Vitamines	Caractéristiques	Dans les aliments	Dans les germinations
B8 Biotine (parfois appelée B7 ou H)	• Hydrosoluble *Participe à:* • Métabolisme des sucres, lipides et acides aminés • Biosynthèse des vitamines B9 et B12 par les bactéries intestinales • Transport du CO_2	*Fruits* Fraise, Framboise, Tomate *Légumes-Légumineuses* Avocat, Bette à carde, Carotte, Chou-fleur, Laitue romaine, Luzerne, Soja, Légumineuses *Noix et graines* Amande, Arachide, Citrouille, Noisette, Noix, Graines	*Graines* Citrouille *Légumes-Légumineuses* Fenugrec
B9 Acide Folique *(parfois appelée Folate ou M)*	• Hydrosoluble *Vitamine des femmes enceintes:* • Protection pour une bonne formation du tube neural chez le foetus • Division et maintien cellulaire *Participe à:* • Formation des cellules et globules rouges • Facteur de croissance universel *Rôle essentiel dans:* • Synthèse des purines pour la production de l'ADN et ARN • Fonctionnement du système nerveux et du système immunitaire • Cicatrisation des blessures et plaies	*Fruits* Cantaloup, Orange, Poire *Légumes-Légumineuses* Asperge, Betterave, Brocoli, Choux de Bruxelles, Épinard, Fève de soja, Fèves, Haricot blanc, Laitue, Laitue romaine, Légumes à feuilles, Lentilles, Petits pois, Légumineuses *Noix et graines* Amande, Arachide, Citrouille, Tournesol, Noix *Mucilagineuses* Cresson	*Céréales* Amarante, Kamut, Maïs, Orge, Seigle *Graines* Amande, Arachide, Citrouille, Tournesol *Légumes-Légumineuses* Brocoli, Carotte, Courges, Épinard, Fève de Lima, Kale, Luzerne, Pois chiche, Pois verts secs, Moutarde orientale *Liliacées* Ail, Oignon, Poireau *Mucilagineuses* Chia, Cresson, Lin
B12 Cobalamine	• Hydrosoluble *Essentielle pour:* • Fonctionnement normal du cerveau *Participe à:* • Bonne santé du système nerveux, des cellules nerveuses et de la gaine de myéline qui protège les nerfs • Métabolisme de chaque cellule du corps • Synthèse de neurotransmetteurs du système nerveux, du matériel génétique ADN et des acides gras • Fabrication des cellules, du sang et des globules rouges • Bonne santé des cellules qui fabriquent le tissu osseux • Production d'énergie	*Fruits* Abricot sec, banane, date, figue *Légumes et Légumineuses* Asperge, brocoli, épinard, pomme de terre *Noix et graines* Noix de Grenoble, tournesol	*Céréales* Blé, Épeautre, Kamut, Orge *Graines* Tournesol *Légumes et Légumineuses* Fève Mung, Lentilles, Luzerne, Pois chiche, Trèfle rouge
			Note La quantité de vitamine B12 est très petite dans les germinations, fruits, légumes, légumineuses, noix et graines. Dans une alimentation végétarienne, végétalienne, crue, vivante... prendre des suppléments alimentaires de Vitamine B12, laits végétaux enrichis, multivitamines.

Germinations
Informations sur la germination

Germinations et apport en vitamines

Vitamines	Caractéristiques	Dans les aliments	Dans les germinations
C Acide ascorbique	• Hydrosoluble • Antioxydant *Participe à:* • Santé des os • Santé des cartilages • Santé des dents • Santé des gencives. • Accélère la cicatrisation • Absorption du fer dans les végétaux • Synthèse du collagène • Synthèse des globules rouges • Santé du système immunitaire • Protège des infections	*Fruits* Acérola, Agrumes, Ananas, Cantaloup, Cassis, Cerise, Citron, Fraise, Goyave, Kiwi, Litchi, Mangue, Orange, Pamplemousse, Papaye *Légumes et Légumineuses* Betterave, Brocoli (tête), Chou, Chou-fleur, Choux de Bruxelles, Chou rouge, Épinard, Feuilles vertes de plusieurs légumes, Navet, Poivron rouge, Poivron Vert, Pomme de terre, Tête De Brocoli, Légumes *Noix et graines* Citrouille, Sésame, Tournesol *Mucilagineuses* Cresson	*Céréales* Amarante, Blé, Maïs, Millet, Orge, Riz entier, Sarrasin blanc, Sarrasin noir, Seigle *Graines* Citrouille, Sésame, Tournesol *Légumes et Légumineuses* Adzuki, Bette à carde, Brocoli, Carotte, Céleri, Chou rouge, Chou vert, Courges, Épinard, Fenouil, Fève de Lima, Fève Mung, Lentilles, Luzerne, Navet, Pois chiche, Pois verts secs, Pois mange-tout, Radis rouge, Trèfle rouge, Moutarde orientale *Liliacées* Ail, Oignon, Poireau *Mucilagineuses* Cresson, Lin, Roquette
D	• Liposoluble • Hormone de source alimentaire et synthétisée par le corps à partir d'un dérivé du cholestérol sous l'effet des rayons UV de la lumière (comme le soleil) *Nécessaire à:* • Absorption du calcium et phosphore • Robustesse du squelette humain *Participe à:* • Santé des os et des dents • Utilisation du calcium et du phosphore présents dans le sang pour la croissance et le maintien de la structure osseuse • Rôle dans la maturation des cellules • Influence 200+ gènes et action de réparation de l'ADN • Bonne santé globale	*Légumes et Légumineuses* Champignons, Chou vert, Luzerne, Soja *Noix et graines* Tournesol	*Céréales* Amarante, Avoine, Sarrasin blanc *Graines* Tournesol *Légumes et Légumineuses* Carotte, Fenugrec, Fève Mung, Lentilles, Luzerne, Pois chiche, Pois verts secs, Trèfle rouge, Moutarde orientale

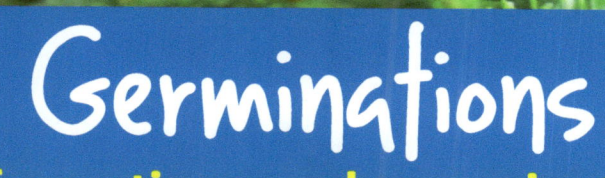

Germinations et apport en vitamines

Vitamines	Caractéristiques	Dans les aliments	Dans les germinations
Bioflavonoïdes (parfois appelé C_2 ou P)	• Hydrosoluble *Participe à:* • Absorption de la vitamine A et C • Bonne santé des vaisseaux sanguins • Meilleure circulation • Stimule la production de bile • Réduit le taux d'histamine produit par les cellules • Bon fonctionnement du système immunitaire • Santé du collagène	*Fruits* Abricot, Agrumes, Bleuet, Cassis, Cerise, Fraise, Grenade, Groseille rouge, Mangue, Pamplemousse, Pomme, Pruneaux, Raisin, Tomate *Légumes et Légumineuses* Brocoli, Carotte, Oignon, Poivron vert, Radis rouge, Radis noir *Infusions* Thé vert, chardon-Marie, Églantier, Achillée	
Choline (parfois appelée B4)	• Hydrosoluble • Source alimentaire ou fabriquée par le corps à partir de la glycine *Participe à:* • Intégrité des membranes cellulaire par sa présence sous forme de lécithine • Base pour la formation de neurotransmetteurs • Fonction hépatique	*Légumes et Légumineuses* Légumes, Légumineuses *Noix et graines* Noix	*Céréale* Blé

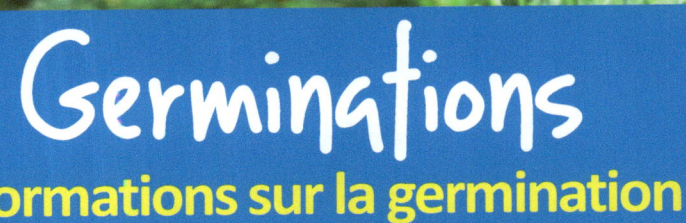

Germinations
Informations sur la germination

Germinations et apport en vitamines

Vitamines	Caractéristiques	Dans les aliments	Dans les germinations
Bioflavonoïdes (parfois appelé C_2 ou P)	• Hydrosoluble *Participe à:* • Absorption de la vitamine A et C • Bonne santé des vaisseaux sanguins • Meilleure circulation • Stimule la production de bile • Réduit le taux d'histamine produit par les cellules • Bon fonctionnement du système immunitaire • Santé du collagène	*Fruits* Abricot, Agrumes, Bleuet, Cassis, Cerise, Fraise, Grenade, Groseille rouge, Mangue, Pamplemousse, Pomme, Pruneaux, Raisin, Tomate *Légumes et Légumineuses* Brocoli, Carotte, Oignon, Poivron vert, Radis rouge, Radis noir *Infusions* Thé vert, chardon-Marie, Églantier, Achillée	
Choline (parfois appelée B4)	• Hydrosoluble • Source alimentaire ou fabriquée par le corps à partir de la glycine *Participe à:* • Intégrité des membranes cellulaire par sa présence sous forme de lécithine • Base pour la formation de neurotransmetteurs • Fonction hépatique	*Légumes et Légumineuses* Légumes, Légumineuses *Noix et graines* Noix	*Céréale* Blé

Germinations et apport en minéraux et oligo-éléments

Minéraux et oligo-éléments	Symbole chimique	Germinations	
Calcium	Ca	Céréales	Amarante, Avoine, Blé, Épeautre, Kamut, Orge, Quinoa, Riz entier, Sarrasin blanc
		Graines	Amande, Citrouille, Sésame, Tournesol
		Légumineuses	Bette à carde, Brocoli, Carotte, Chou rouge, Épinard, Fenouil, Fenugrec, Fève de Lima, Lentilles, Luzerne, Kale, Navet, Pois chiche, Pois verts secs, Radis rouge, Trèfle rouge, Moutarde orientale
		Liliacées	Ail, Oignon, Poireau
		Mucilagineuses	Chia, Cresson, Lin, Roquette
Cuivre	Cu	Céréales	Blé, Épeautre, Maïs, Orge, Riz entier, Sarrasin blanc, Sarrasin noir, Seigle
		Graines	Amande, Arachide, Citrouille, Tournesol
		Légumineuses	Azuki, Bette à carde, Brocoli, Carotte, Céleri, Épinard, Fève de Lima, Navet, chiche, Navet, Pois verts secs, Moutarde orientale
		Liliacées	Ail, Oignon, Poireau
		Mucilagineuses	Chia. Cresson, Lin
Fer	Fe	Céréales	Amarante, Avoine, Blé, Épeautre, Kamut, Maïs, Millet, Orge, Quinoa, Riz entier, Sarrasin blanc
		Graines	Arachide, Citrouille, Sésame, Tournesol
		Légumineuses	Adzuki, Bette à carde, Brocoli, Carotte, Céleri, Chou vert, Chou rouge, Épinard, Fenugrec, Fève de Lima, Fève Mung, Lentilles, Luzerne, Navet, Pois chiche, Pois verts secs, Radis rouge, Trèfle rouge, Moutarde orientale
		Liliacées	Ail, Oignon, Poireau
		Mucilagineuses	Chia, Cresson, Lin, Roquette
Fluor	F	Céréales	Sarrasin blanc
		Légumineuses	Céleri
		Liliacées	Ail
Iode	I	Céréales	Épeautre, Kamut, Quinoa
		Graines	Tournesol
		Légumineuses	Brocoli, Céleri, Fève de Lima, Navet, Radis rouge, Trèfle rouge, Trèfle rouge
		Liliacées	Ail
Magnésium	Mg	Céréales	Amarante, Avoine, Blé, Épeautre, Maïs, Millet, Orge, Quinoa, Riz entier, Sarrasin blanc, Sarrasin noir, Seigle
		Graines	Amande, Arachide, Tournesol
		Légumineuses	Bette à carde, Brocoli, Céleri, Chou rouge, Chou vert, Épinard, Fenouil, Fève de Lima, Lentilles, Navet, Pois chiche, Pois verts secs, Radis rouge, Trèfle rouge, Moutarde orientale
		Liliacées	Ail, Oignon, Poireau
		Mucilagineuses	Chia, Cresson, Lin, Roquette
Manganèse	Mn	Céréales	Blé, Épeautre, Kamut, Maïs, Sarrasin blanc
		Graines	Amande, Arachide
		Légumineuses	Bette à carde, Brocoli, Carotte, Céleri, Épinard, Fève de Lima, Lentilles, Navet, Pois chiche, Pois verts secs, Trèfle rouge, Moutarde orientale
		Liliacées	Ail, Oignon, Poireau
		Mucilagineuses	Lin

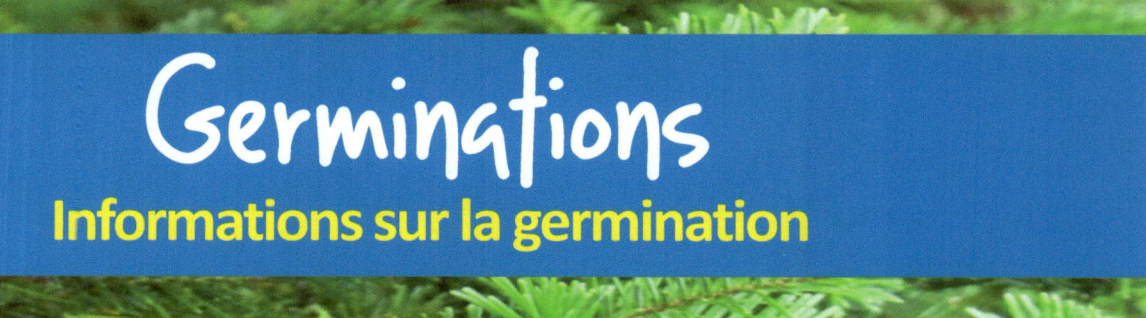

Germinations et apport en minéraux et oligo-éléments

Minéraux et oligo-éléments	Symbole chimique	Germinations	
Phosphore	P	Céréales	Amarante, Avoine, Blé, Épeautre, Kamut, Maïs, Millet, Orge, Quinoa, Riz entier, Sarrasin blanc, Sarrasin noir, Seigle
		Graines	Amande, Arachide, Citrouille, Sésame, Tournesol
		Légumineuses	Bette à carde, Brocoli, Carotte, Chou rouge, Épinard, Fenouil, Fenugrec, Fève de Lima, Lentilles, Navet, Pois chiche, Pois verts secs, Radis rouge, Trèfle rouge, Moutarde orientale
		Liliacées	Ail, Oignon, Poireau
		Mucilagineuses	Chia, Cresson, Lin, Roquette
Potassium	K	Céréales	Amarante, Kamut, Kamut, Maïs, Orge, Quinoa, Riz entier, Sarrasin blanc
		Graines	Amande, Arachide, Citrouille, Sésame, Tournesol
		Légumineuses	Azuki, Bette à carde, Brocoli, Carotte, Céleri, Chou rouge, Chou vert, Épinard, Fenouil, Fenugrec, Fève de Lima, Fève Mung, Kale, Pois chiche, Pois verts secs, Radis rouge, Trèfle rouge, Moutarde orientale
		Liliacées	Oignon, Poireau
		Mucilagineuses	Chia, Cresson, Lin
Sélénium	Se	Céréales	Blé, Épeautre, Orge, Seigle
		Graines	Arachide, Citrouille
		Légumineuses	Céleri, Pois chiche, Moutarde orientale
		Liliacées	Ail
		Mucilagineuses	Chia, Lin
Sodium	Na	Céréales	Avoine, Blé
		Graines	Citrouille
		Légumineuses	Bette à carde, Céleri, Chou rouge, Épinard, Fenouil, Fenugrec, Fève de Lima, Navet, Radis rouge, Trèfle rouge
		Liliacées	Ail, Poireau
		Mucilagineuses	Chia, Lin, Roquette
Soufre	S	Céréales	Riz entier
		Légumineuses	Chou rouge, Chou vert, Moutarde orientale, Navet
		Liliacées	Ail, Oignon
		Mucilagineuses	Roquette
Silice	Si	Céréales	Sarrasin blanc
Zinc	Zn	Céréales	Amarante, Blé, Maïs, Orge, Sarrasin blanc, Sarrasin noir, Seigle
		Graines	Amande, Arachide, Citrouille, Tournesol
		Légumineuses	Brocoli, Carotte, Céleri, Chou rouge, Épinard, Fève de Lima, Lentilles, Navet, Pois chiche, Pois verts secs, Radis rouge, Trèfle rouge, Moutarde orientale
		Liliacées	Ail, Oignon
		Mucilagineuses	Chia, Lin

Germinations

Germinations
Références

Références

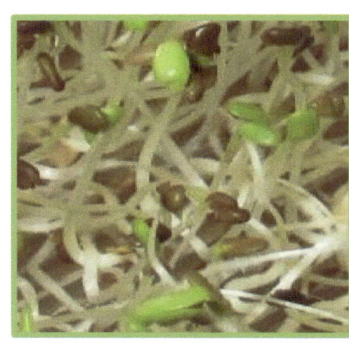

- www.jeunespousses.ca
- www.vertige.biz
- www.mamanpourlavie.com
- www.vertdemain.ca
- www.urbaincuiteur.org
- www.cfaitmaison.ca
- www.wikipedia.org (graines germées)
- www.mes-graines-germees.com
- www.passion-sante.com
- www.passeportsante.net
- www.informationsnutritionnelles.fr
- www.vegecru.com
- www.top-aliments-vegatariens.fr
- www.nutritionsante.blogspot.ca
- www.homes.chass.utoronto.ca/(tilde)wulfric/fsU61_philosophie/vitamines.htm
- www.usherbrooke.ca /fileadmin/sites/reussir_en_sante/documents/Habitudes_de-vie/Nutrition/Atelier_de-germination_-du_vert_meme_en_hiver_.pdf
- Les germinations et les pousses, aliments vivants - Danny Tremblay
- Le journal de gratitude – Lucie Marcotte, Éditions Terre Nouvelle, 2015, ISBN 978-2-924391-36-5

Merci !

www.ingramcontent.com/pod-product-compliance
Lightning Source LLC
Chambersburg PA
CBHW041515280526
45792CB00004B/1260